NOTE

SUR LA

GRANDE DOUVE DU FOIE

(DISTOMA HEPATICUM)

PAR

Le Dr A. PRUNAC

Ancien Interne des Hôpitaux de Lyon

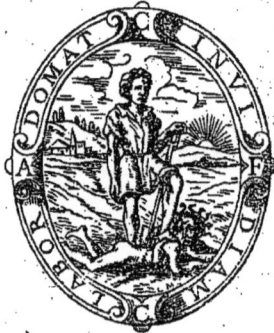

MONTPELLIER

CAMILLE COULET, Libraire-Éditeur

LIBRAIRE DE LA BIBLIOTHÈQUE UNIVERSITAIRE, DE L'ÉCOLE D'AGRICULTURE ET DE
L'ACADÉMIE DES SCIENCES ET LETTRES,
GRAND'RUE, 5.

PARIS

A. DELAHAYE & E. LECROSNIER, Libraires-Éditeurs
Place de l'École-de-Médecine.

1884

NOTE

SUR LA

GRANDE DOUVE DU FOIE

(DISTOMA HEPATICUM)

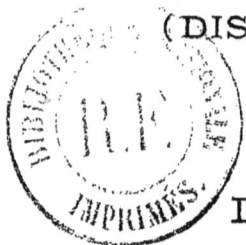

PAR

Le Dr A. PRUNAC

Ancien Interne des Hôpitaux de Lyon

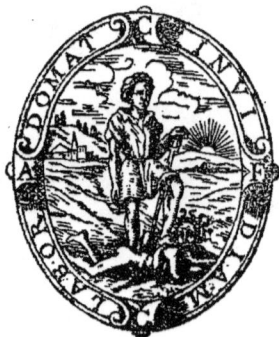

MONTPELLIER

CAMILLE COULET, Libraire-Éditeur

LIBRAIRE DE LA BIBLIOTHÈQUE UNIVERSITAIRE, DE L'ÉCOLE D'AGRICULTURE ET DE .
L'ACADÉMIE DES SCIENCES ET LETTRES,
GRAND'RUE, 5.

PARIS

A. DELAHAYE & E. LECROSNIER, Libraires-Éditeurs

Place de l'École-de-Médecine.

1884

NOTE

SUR LA

GRANDE DOUVE DU FOIE

(DISTOMA HEPATICUM)

———

Le Distome hépatique s'observe fréquemment dans le foie du mouton et de certains Ruminants. Il existe parfois en si grande quantité dans cet organe, qu'il envahit non seulement les conduits biliaires, dont il altère et modifie les parois, mais encore le tissu hépatique lui-même, qui ne tarde pas à subir, sous cette influence, diverses altérations de couleur et de structure, parfois même une véritable atrophie.

En examinant des foies de mouton, sains d'ailleurs, j'ai pu retrouver un nombre plus ou moins considérable de ces entozoaires ; dans certains cas, ces viscères en étaient littéralement criblés. On sait, du reste, que quelques auteurs ont voulu établir une certaine corrélation entre le distome du foie et la maladie du mouton désignée sous le nom de *cachexie aqueuse* ou *foie douvé*, altération du sang toute spéciale qui a régné, à diverses époques, par épizooties, décimant ainsi les troupeaux et exerçant dans certaines contrées de terribles ravages. Cette affection est donc bien connue, et les recherches de MM. Delafond, Simond, etc., n'ont pas peu contribué à jeter un nouveau jour sur cette intéressante question.

[1] Mémoire lu à la Société nationale de Médecine de Lyon (séance du 10 juin 1879).

Il n'en est plus de même dans l'espèce humaine. Les cas de distomes observés chez l'homme sont fort rares et se réduisent à une vingtaine environ, et encore la plupart n'ont-ils été constatés qu'à l'autopsie. Chabert et Mehlis en ont cité deux exemples ; les deux autres cas appartiennent au Dr Kerr (de Canton).

Dans l'observation de Mehlis, il s'agit d'une femme de 30 ans qui, après avoir présenté de la toux, de la dyspepsie, du ballonnement du ventre et de l'hypochondrie, en même temps que des spasmes, des syncopes, éprouva plus tard des convulsions avec aphonie, perte de connaissance, et puis, consécutivement à des hématémèses, rejeta par le vomissement une cinquantaine de ces entozoaires. La santé de la malade se rétablit à partir de ce moment. Les distomes expulsés ressemblaient tout à fait à ceux qu'on observe dans le foie du mouton.

Les deux cas du Dr Kerr se rapportent : l'un à une jeune fille de 14 ans qui rendit par les garde-robes *neuf de ces entozoaires ;* l'autre à un Chinois de 15 ans qui rejeta *un distome* par le vomissement.

L'observation que nous publions ci-dessous rentre, comme les précédentes, dans la catégorie des *douves erratiques*. Elle présente, en outre, une intéressante particularité : c'est la coïncidence de ces entozoaires avec des lombrics et un tænia inerme. Nous retrouvons, dans ce cas, les mêmes symptômes que dans celui de Mehlis, ainsi qu'on peut en juger par la lecture de cette observation.

Adèle B..., 31 ans, garde-barrière du chemin de fer, à Mèze, a expulsé 8 mètres de tænia à l'âge de 11 ans ; rien à noter du côté des ascendants. A eu trois grossesses, dont une fausse couche à quatre mois ; dans son jeune âge, était souvent vermineuse ; le ventre restait ballonné ; on la croyait, dit-elle, atteinte du carreau ; a toujours été bien menstruée.

Depuis trois ans, la malade se plaint de troubles digestifs ; elle éprouve souvent de vives douleurs à l'épigastre et de l'endolorissement dans les hypochondres, spécialement à droite. Les digestions sont lentes, laborieuses. Elle eut, en 1876, une hématémèse abondante qui s'est reproduite à cinq reprises différentes et à intervalles plus ou moins éloignés. Depuis six mois, elle vomit du sang presque toutes les semaines. Elle s'administre 30 gram. d'huile de ricin, qui amènent l'expulsion de quatre lombrics par les garde-robes.

Depuis deux mois, mélæna en même temps que syncopes fréquentes, presque continuelles ; elle en a éprouvé autrefois, mais plus éloignées ; actuellement, elles sont d'une excessive fréquence.

Cette femme est sujette aussi à la toux, mais à une toux sèche accompagnée d'oppression. Rien à l'auscultation du cœur et de la poitrine, souffle très intense dans les carotides. Pâleur considérable des téguments. Aménorrhée, amaigrissement et perte de l'appétit. Constipation opiniâtre ; selles noirâtres, constituées par du sang coagulé.

A plusieurs reprises, tremblements violents dans les membres ; durant ces crises, intégrité de l'intelligence, mais aphonie complète, modifications sensibles du caractère de la malade, qui devient apathique et indifférente.

En raison de ces divers phénomènes, le diagnostic d'ulcère simple nous avait paru rationnel : nous trouvions, en effet réunis tous les symptômes classiques de cette affection, jusqu'aux points rachidien et xiphoïdien qui nous étaient nettement accusés. Seule, l'absence de vomissements alimentaires nous inspirait des doutes sur la nature vraie de la maladie.

La diète lactée, le nitrate d'argent à l'intérieur, les alcalins, furent concurremment employés ; cette médication resta sans résultat.

Pour faire cesser la constipation, nous eûmes recours au sel de seignette (30 gram.). Peu d'instants après survinrent des convulsions générales avec perte de conaissance et consécutivement l'expulsion, par le vomissement, de *deux distomes* mélangés avec du sang coagulé en même temps que des selles sanguinolentes noirâtres, dans lesquelles la malade découvrit *un amas de distomes pelotonnés* (une trentaine environ), vivants et animés de mouvements parfaitement perceptibles.

Le lendemain, nouvelle purgation qui amena l'expulsion de fragments de tænia (25 à 30 centim.). Nous prescrivons, le soir, 8 gram. d'extrait éthéré de fougère mâle, puis 30 gram. de sel de seignette. Le tænia est expulsé avec la tête, en même temps qu'un nouvel amas de distomes (une vingtaine environ).

Depuis ce jour, diminution notable des troubles digestifs, persistance néanmoins de la constipation et du manque d'appétit.

La menstruation, qui s'était totalement supprimée depuis sept mois, a reparu depuis quelques jours ; l'état général est bien meilleur. Encore un peu de douleur dans l'hypochondre droit, légère constriction à l'épigastre.

Nouvelle prise de sel de seignette ; selles diarrhéiques grisâtres, non sanguinolentes ; elles ne renferment plus ni distomes ni cucurbitains.

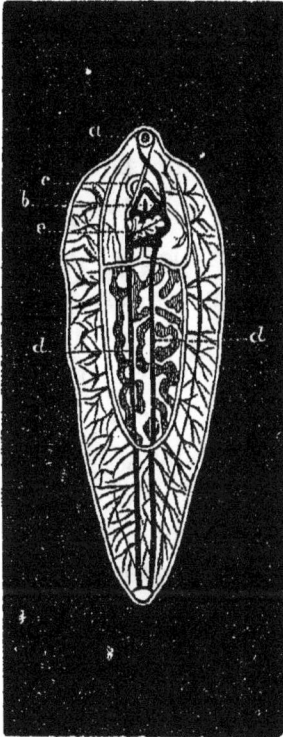

a. — Ventouse antérieure.

b. — Ventouse postérieure.

c. — Pénis.

dd. — Tube digestif.

Le mois suivant, nouvelle hématémèse ; la diarrhée persiste. On constate, par intervalles, du sang dans les garde-robes ; la région du foie est toujours douloureuse ; la pression et les mouvements exaspèrent la douleur. Les jours suivants, expulsion, par le vomissement, de trois distomes mélangés avec du sang liquide et rutilant.

CARACTÈRES DES VERS. — M. le Dr Martins (de Montpellier) a bien voulu examiner ces entozoaires. Nous devons à l'obligeance du savant Professeur d'histoire naturelle de cette Faculté la description suivante :

« On retrouve dans ces vers tous les caractères du *Distoma hepaticum*, espèce particulière du genre Distome. Ce ver est long de 2 à 3 centim., large de 12 à 15 millim. Son extrémité antérieure est plus large ; elle est arrondie, se rétrécit et forme un cou conique ; l'extrémité postérieure, aplatie, est arrondie et se termine en forme de feuille ; le corps est aplati, blanchâtre. On y trouve deux ventouses : l'une antérieure (*a*), l'autre postérieure (*b*), rapprochées l'une de l'autre. Dans l'intervalle qui les sépare, on rencontre les organes génitaux ; le pénis (*c*) est saillant, contourné en spirale ; le tube digestif (*d*) se compose de deux portions longitudinales (*dd*) dans le sens antéro-postérieur, se ramifiant et s'anastomosant entre elles. Cette disposition est facilement appréciable à l'œil nu. »

Les cas de distomes des voies biliaires, dans l'espèce humaine, sont encore trop restreints pour qu'on ait pu songer à établir des symptômes pathognomoniques de cette affection. Les accidents provoqués par la présence de ces entozoaires sont, en effet, tellement variables qu'il serait difficile de leur attribuer une bien grande valeur séméiologique.

En analysant les quelques observations publiées jusqu'à ce jour, on arrive à cette conclusion que le diagnostic ne peut être sérieusement établi que par l'expulsion de l'entozoaire par le vomissement ou les garderobes.

Quant aux phénomènes subjectifs, ils consistent tantôt dans des symptômes de rétention biliaire ; tantôt ce sont des troubles nerveux se traduisant par de l'aphonie, des convulsions partielles ou générales ; d'autres fois des hémorrhagies intestinales, des hématémèses avec syncope, sont les symptômes dominants ; dans d'autres cas enfin, l'attention est plus spécialement éveillée sur des manifestations diverses du côté des voies digestives et de l'organe hépatique.

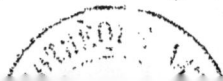

L'étiologie de cette curieuse et rare affection est encore fort obscure. Ce n'est pas à l'état de distome complètement organisé que l'entozoaire s'introduit dans l'organisme humain. On admet qu'il provient du développement de certains *animalcules* ou *cercaires* qui se développent dans le corps des Mollusques ou d'autres animaux inférieurs. Ce serait donc sous la forme de cercaires et par la boisson que les distomes pénétreraient dans l'intestin, et de là dans les canaux biliaires.

Cette dernière condition n'est pourtant pas indispensable ; il est aujourd'hui parfaitement démontré que ce ver peut, à l'état de cercaire, s'introduire par le tégument externe, sans que le foie présente la moindre altération.

Dans une observation due à M. Giesker, ces entozoaires furent retrouvés dans une tumeur siégeant à la plante du pied. Le Dr Duval (de Rennes) observa, à son tour, cinq distomes dans la veine-porte. Le foie, dans ce cas, n'était le siège d'aucune lésion.

Selon Van Beneden, on trouve également des cercaires libres dans l'eau douce et dans l'eau de mer.

La rareté de cette affection doit imposer de très grandes réserves pour le pronostic. Dans les quelques cas connus et mentionnés par les Traités spéciaux, l'issue de la maladie a été le plus souvent défavorable. On a pourtant enregistré quelques rares succès. Chabert et Mehlis en font mention. Ces cas se rapportent plus particulièrement à des distomes erratiques occupant l'intestin, et vraisemblement originaires du foie.

En dehors des troubles nerveux et digestifs, l'affection que présente cette femme emprunte une gravité toute spéciale aux hémorrhagies abondantes et répétées, s'accompagnant de souffles vasculaires et d'un degré d'anémie déjà fort avancé.

On pourrait rapprocher cette affection d'une autre maladie peu connue dans nos pays et très fréquente en Égypte:

c'est la *chlorose d'Égypte* ou *anémie intertropicale*, que certains auteurs ont essayé de rattacher à la présence, dans le duodénum, d'un autre entozoaire, l'*ankylostome duodénal*, et qu'un savant helminthologiste allemand, M. Griesinger, a parfaitement décrite.

Le traitement curatif du distome hépatique ne diffère en rien de celui des divers entozoaires du tube digestif ; les indications sont les mêmes : détruire le ver et favoriser son expulsion. Reste le choix du médicament.

Ainsi qu'on peut en juger par les médications instituées dans le cas qui nous occupe, les *purgatifs salins* ont suffi pour remplir cette indication : le tartrate de potasse et de soude, à la dose de 30 gram., a amené l'évacuation d'une trentaine de ces entozoaires.

L'*extrait éthéré de fougère mâle* a produit aussi les mêmes résultats : l'expulsion d'un amas de douves et d'un tænia inerme a suivi de près l'administration de 8 gram. de cette substance.

L'*huile empyreumatique de Chabert* a été donnée avec succès dans un cas semblable. Ce médicament, très employé dans la médecine vétérinaire, est un mélange d'essence de térébenthine et d'huile empyreumatique de corne de cerf. C'est surtout dans le traitement du tænia que cet anthelminthique a donné des résultats inespérés. Bremser, qui l'a employé dans plus de 500 cas de tænia, n'a noté que quatre récidives.

En Angleterre, il est d'un usage fort répandu ; ce médicament est à peu près abandonné dans nos pays, en raison de son goût détestable. Son efficacité est pourtant bien réelle, et nous nous disposons à en faire l'essai, si, comme nous le pensons du reste, le calme momentané des troubles présentés par cette malade, fait place à une recrudescence nouvelle de son affection.

Nota. — La malade ne présente rien de particulier ; depuis cinq ans elle jouit d'une excellente santé.

Extrait du Rapport sur le mémoire précédent [1],

Par M. le professeur Saint-Cyr, de Lyon.

Qu'il soit permis, Messieurs, à votre Rapporteur de joindre quelques réflexions à celles de l'auteur.

La *douve hépatique* se rencontre souvent dans les canaux biliaires de tous les animaux *ruminants ;* elle est très commune chez le *bœuf* et plus encore chez le mouton, au point que, chez ce dernier, il est rare de trouver des individus dont le foie ne contienne pas quelques-uns de ces vers. Mais, chez eux, les désordres occasionnés par la présence de ces parasites diffèrent considérablement de ceux signalés chez l'homme par Mehlis et l'auteur du travail qui a été soumis à la Société de Médecine de Lyon.

Au point de vue anatomique, ces désordres sont ceux d'une hépatite interstitielle ayant pour point de départ l'irritation chronique des canaux biliaires, dans lesquels sont logés les helminthes, et amenant peu à peu l'atrophie des acini glandulaires, tantôt avec induration, tantôt avec ramollissement du tissu hépatique, suivant la rapidité avec laquelle se produit la prolifération conjonctive.

Au point de vue de la symptomatologie, les troubles fonctionnels varient selon le nombre des parasites qu'héberge le malade. — Quand ceux-ci sont peu nombreux, ils ne donnent lieu à aucun dérangement apparent de la santé, et tous les jours on peut voir dans les abattoirs des moutons sacrifiés pour la consommation, en bon état de chair et même gras, et dont le foie renferme un certain

[1] *Lyon médical*, n° du 27 juillet 1879.

nombre de distomes, lesquels n'altèrent d'ailleurs en rien les qualités de la viande. — Que si, par contre, les douves sont en très grand nombre, elles donnent lieu à une maladie grave, plus ou moins rapidement mortelle, mais à marche toujours essentiellement chronique. Cette maladie se caractérise par l'affaiblissement graduel des malades, la maigreur progressive, l'anémie de plus en plus grande, la pâleur, la décoloration des tissus, des œdèmes sous-cutanés, dont le plus caractéristique, siégeant sous la ganache, a reçu des bergers le nom de *goître* ou de *bouteille* ; des hydropisies des glandes séreuses, une diarrhée épuisante, dont les déjections, examinées au microscope, laissent voir des *œufs de distomes* quelquefois en très grand nombre, etc., symptômes qui aboutissent fatalement à la mort au bout d'un temps variable, mais toujours long.

Ce tableau, comme on le voit, diffère beaucoup de celui tracé par Mehlis et par l'auteur du travail que nous analysons. Nous n'y retrouvons plus, notamment, la toux, la dyspnée, les hématémèses, les spasmes, les convulsions, l'aphonie, les syncopes signalés par ces auteurs ; et l'on se demande involontairement si ces symptômes si graves doivent bien être rattachés à la présence des distomes dans les voies biliaires, ou ne doivent pas plutôt être considérés comme des épiphénomènes dus à quelque autre cause ?

Quoi qu'il en soit de ce point, que de nouvelles observations éclairciront sans doute, il est une autre question très importante que l'auteur ne fait qu'effleurer : c'est celle relative au mode d'introduction de ces helminthes dans l'organisme, qui, du reste, n'est pas encore complètement élucidée. Voici, en quelques mots, ce qu'on sait d'à peu près positif sur ce point.

Nous nous trouvons, ici encore, en présence d'un de ces cas si curieux de *génération alternante*, si bien étudiés chez les *tæniadés* depuis une trentaine d'années.

La *douve*, telle qu'on la trouve dans le foie, est l'animal parfait, complet au point de vue de la reproduction, c'est-à-dire sexué, à sexes réunis chez le même individu, et montrant dans sa matrice, qui est énorme, une quantité prodigieuse d'œufs à diverses périodes de leur développement.

Ces œufs, parvenus à leur maturité, s'échappent du corps du parasite, sont entraînés par la bile dans l'intestin de l'hôte, d'où ils sont rejetés au dehors avec les excréments. S'ils rencontrent des conditions favorables de chaleur et d'humidité, ils éclosent; il en sort un *embryon cilié*, ayant l'apparence d'un infusoire, capable de vivre plus ou moins longtemps dans un milieu aqueux, mais incapable d'y accomplir les phases ultérieures de son développement. Il faut, pour cela, qu'il trouve un hôte à sa convenance, mollusque terrestre ou d'eau douce, larve aquatique de certains insectes, etc. S'il le trouve, il perfore la peau molle de cet hôte et s'établit dans ses tissus. — Là, sa forme change; il se développe en une espèce de sac allongé et clos de toute part, qui porte en histoire naturelle le nom de *sporocyte* ou de *nourrice*.

Bientôt, à la face interne de ce sac on voit naître un certain nombre de *bourgeons* qui grandissent, prennent une forme déterminée et finissent par devenir libres de toute adhérence avec la *nourrice*. Ce sont des *cercaires*, que la mort de l'hôte qui les nourrit et la destruction du *sporocyte* qui leur a donné naissance mettent enfin en liberté.

Ces *cercaires*, devenus libres, peuvent vivre assez longtemps dans le monde extérieur, et on les trouve parfois en quantité prodigieuse dans les eaux croupissantes de certaines mares. Mais, tant qu'elles vivent ainsi, elles restent imparfaites, elles grandissent peu, leurs organes génitaux ne se développent pas, et elles sont incapables de se reproduire. Pour accomplir la dernière phase de leur existence et reproduire l'être parfait, le *Distome*, il leur faut un nouvel hôte. C'est très probablement sous cette forme de cercaire qu'elles pénètrent, avec les boissons, dans le corps du mouton, du bœuf et de l'homme lui-même, qu'elles gagnent les canaux biliaires, où elles s'établissent et où elles revêtent la forme définitive, la forme de *douve*, propre à la reproduction de l'espèce.

Voilà, Messieurs, ce qu'on sait d'à peu près positif sur le développement des *distamidés* en général.

Mais quand on descend aux cas particuliers, on trouve encore, dans l'histoire des migrations et des transformations propres à chaque espèce, bien des lacunes, bien des obscurités. Ainsi, pour la *douve du foie* notamment, on connaît à peine sa forme embryonnaire, on n'a que des présomptions relativement à l'hôte chez lequel l'embryon se transforme en *sporocyte* ; sa *cercaire* elle-même est encore inconnue. En sorte qu'il est très vrai de dire que l'*étiologie* de l'affection que cet helminthe détermine, est encore fort obscure.

Et cependant, bien peu de questions sont plus dignes des efforts de la science, ont une plus grande importance éco-nomique. La *cachexie* du mouton est en effet une maladie très fréquente et souvent désastreuse. C'est par *millions* de francs que se comptent, en certaines années, les pertes qu'elle inflige à l'agriculture. Ainsi, on estime à 100,000 le nombre de bêtes à laine qu'elle a fait périr, de 1810 à 1812, dans le département des Bouches-du-Rhône ; à 90,000 celles qu'elle a détruites à la même époque dans celui de l'Hérault ; à 7,000 bêtes à corne et 45,000 moutons, ses victimes, en 1829-1830, dans les arrondissements de Verdun et de Montmédy. Le Berry, le Gâtinais, la Sologne, si riches en troupeaux, ont perdu près de la moitié de leur population ovine en 1853-1854, par le fait de la cachexie ; et cet hiver encore (1878-1879) cette même maladie a détruit presque en entier la plupart des troupeaux existant dans une bonne partie des départements du Rhône, de l'Ain et de l'Isère.

Mais revenons au travail de M. le Dr Prunac, dont cette digression nous a quelque peu éloigné.

Ce travail a pour base une observation sur un cas excessivement rare, et, ne fût-ce qu'à ce titre, l'auteur doit être loué de l'avoir recueillie et de n'avoir pas voulu qu'elle fût perdue pour la science. De plus, cette observation a été prise très consciencieusement ; elle est bien complète et bien présentée ; elle acquiert un grand intérêt par ce fait qu'elle concorde d'une manière remarquable avec celle de Mehlis, la seule un peu complète que la science possédât jusqu'ici sur le même sujet. A tous ces titres elle constitue un document important pour l'histoire d'une maladie rare dans l'espèce humaine, et très intéressante au double point de vue scientifique et pratique.

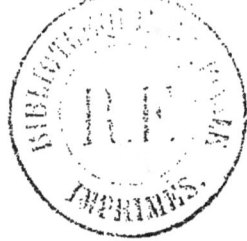

Camille COULET, Libraire-Éditeur

GRAND'RUE, 5, A MONTPELLIER.

Bertin (É.). De l'Embolie ; son étude critique ; par E. BERTIN, professeur agrégé à la Faculté de Médecine de Montpellier. 1 vol. in-8º de 500 pages... 8 fr.

Castan (A.). Traité élémentaire des fièvres ; par le Dr A. Castan, professeur agrégé à la Faculté de Médecine de Montpellier ; 2e édition, revue et augmentée. Montpellier, 1872, 1 vol. in-8º de 416 pages.

— Traité élémentaire des diathèses ; par le Dr A. CASTAN, professeur agrégé à la Faculté de Médecine de Montpellier, 1867. 1 vol. in-8º de 468 pages... 6 fr.

Fuster (J.). Monographie de l'affection catarrhale, 2e édition, 1865. In-8... 7 fr.

Grasset (J.). Traité pratique des maladies du système nerveux ; par le Dr J. GRASSET, professeur agrégé à la Faculté de Médecine de Montpellier ; 2me édition, revue et considérablement augmentée, avec 35 figures dans le texte et 10 planches, dont 6 en chromo-lithographie et photoglyptie ; Montpellier, 1881. 1 vol. in-8º cavalier de 1100 pag........... 25 fr.

— Des localisations dans les maladies cérébrales ; par le Dr J. GRASSET, professeur agrégé à la Faculté de Médecine de Montpellier ; 3e édition, revue et considérablement augmentée, avec 6 planches lithographiées et 8 figures dans le texte, Montpellier, 1880. 1 vol. in-8º........ 9 fr.

Garimond (É.). Traité théorique et pratique de l'avortement considéré au point de vue médical, chirurgical et médico-légal ; par Émile GARIMOND, professeur agrégé à la Faculté de Médecine de Montpellier, 1869. 1 vol. in-8º de 476 pag.................................... 7 fr. 50.

Loret (H.) et **A. Barrandon**. *Flore de Montpellier*, comprenant l'analyse descriptive des plantes Vasculaires de l'Hérault, leurs propriétés médicinales, les noms vulgaires et les noms patois, et un Vocabulaire des termes de botanique, avec une carte du département. Montpellier. 1877. 2 vol. in-8... 12 fr.

Masse (E.). De l'influence de l'attitude des membres sur les articulations au point de vue physiologique, clinique et thérapeutique ; par le Dr E. MASSE, professeur à la Faculté de Médecine de Bordeaux, troisième édition, revue et augmentée. Montpellier, 1880. 1 vol. in-4º de 226 pag., avec 18 planches et dessins intercalés dans le texte..... 10 fr.

Sabatier (A.). Anatomie comparée, comparaison des ceintures et des membres antérieurs et postérieurs dans la série des vertébrés ; par le Dr Armand SABATIER, professeur à la Faculté des Sciences de Montpellier, Montpellier, 1880. 1 vol. in-4º de 457 pages, avec 9 planches gravées et lithographiées................................. 20 fr.

Montpellier. — Typogr. BOEHM et FILS.

www.ingramcontent.com/pod-product-compliance
Lightning Source LLC
Chambersburg PA
CBHW070808220326